BEI GRIN MACHT SICH IHR WISSEN BEZAHLT

- Wir veröffentlichen Ihre Hausarbeit, Bachelor- und Masterarbeit

- Ihr eigenes eBook und Buch - weltweit in allen wichtigen Shops

- Verdienen Sie an jedem Verkauf

Jetzt bei www.GRIN.com hochladen und kostenlos publizieren

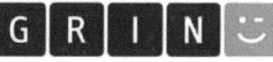

Bibliografische Information der Deutschen Nationalbibliothek:

Die Deutsche Bibliothek verzeichnet diese Publikation in der Deutschen National-
bibliografie; detaillierte bibliografische Daten sind im Internet über http://dnb.d-
nb.de/ abrufbar.

Impressum:

Copyright © 2017 GRIN Verlag, Open Publishing GmbH
Druck und Bindung: Books on Demand GmbH, Norderstedt Germany
ISBN: 9783668577213

Dieses Buch bei GRIN:

http://www.grin.com/de/e-book/381137/die-relevanz-der-ausbildung-der-kommu-
nikativen-faehigkeiten-in-der-ausbildung

Davina Glage

Die Relevanz der Ausbildung der kommunikativen Fähigkeiten in der Ausbildung von Physiotherapeuten

Die Bedeutung von guter Kommunikation in der Physiotherapie

GRIN Verlag

GRIN - Your knowledge has value

Der GRIN Verlag publiziert seit 1998 wissenschaftliche Arbeiten von Studenten, Hochschullehrern und anderen Akademikern als eBook und gedrucktes Buch. Die Verlagswebsite www.grin.com ist die ideale Plattform zur Veröffentlichung von Hausarbeiten, Abschlussarbeiten, wissenschaftlichen Aufsätzen, Dissertationen und Fachbüchern.

Besuchen Sie uns im Internet:

http://www.grin.com/

http://www.facebook.com/grincom

http://www.twitter.com/grin_com

Hochschule Furtwangen

Fakultät Gesundheit, Sicherheit, Gesellschaft

Studiengang Physiotherapie

Die Bedeutung von guter Kommunikation in der Physiotherapie

Die Relevanz der Ausbildung der kommunikativen Fähigkeiten in der Ausbildung von Physiotherapeuten

Lehrveranstaltung

Therapeutische Gesprächsführung

Davina Glage

Semester: SS2017

Inhaltsverzeichnis

1. Hintergrund / Fragestellung

Die vorliegende Arbeit beschäftigt sich mit der Fragestellung, wie und weshalb die Schulung der kommunikativen Fähigkeiten im Studium von hoher Bedeutung für die Berufspraxis ist. Diese Frage wird unter dem Titel beleuchtet, die Bedeutsamkeit guter Kommunikation in der Physiotherapie.

Zahlreiche Artikel legen dar, dass eine Schulung der kommunikativen Fähigkeiten zu wenig stattfindet (Kolster et al., 2017). Studien zeigen, dass Patienten von Ärzten bereits nach durchschnittlich 27 Sekunden unterbrochen werden um anschließend gezielter nachzufragen (Kolster et al., 2017). Im Gegensatz dazu decken Studien auf, dass 70 % des Behandlungserfolges von einer guten Anamnese und Kommunikation mit dem Patienten abhängig ist. Lediglich 25 % trägt die spezifische Untersuchung zum Behandlungserfolg und zur Zielfindung bei. Das Argument, dass gute Kommunikation viel Zeit benötigt, ist daher nicht tragfähig. Ganz im Gegenteil, so Hurrelmann (2014, S.99), trage gute Kommunikation dazu bei, die bereits knappe Zeit effizienter zu nutzen. Diese Zahlen und Studien veranschaulichen deutlich, wie wichtig eine Schulung der Kommunikativen Fähigkeiten in der Ausbildung ist. Darüber hinaus spart gute Kommunikation Zeit ein und ermöglicht dadurch, die Zeit in dem bereits engen Zeitrahmen effizienter nutzen zu können (Marvel et al., 1999 in Hurrelmann et al., 2014). Umfragen an Patienten brachten hervor, dass Patienten immer mehr in den Entscheidungsprozess miteinbezogen werden möchten, mit der Folge, dass das Fachpersonal für diese gemeinsame Entscheidungsfindung gut ausgebildet werden muss (Frosch und Kaplan, 1999 in Hurrelmann 2014 S.117). Des Weiteren erachten Patienten eine „emotional-beziehungstechnische Kommunikation" (Robinson, 2006 in Hurrelmann 2014, S. 118) wichtiger als eine „medizinisch-technische Kommunikation" (Robinson, 2006 in Hurrelmann, 2014, S. 118). Ferner weisen Di-Matteo und Kollegen (1980 in Hurrelmann, 2014, S.118) darauf hin, dass eine nonverbale Kommunikation nicht einen direkten Einfluss auf die technisch korrekte Arbeitsweise hat, jedoch auf die Zufriedenheit des Patienten, gegenüber dessen Behandlung. Dies bestätigen Forschungen von Stewart et al (in Hurrelmann, 2014, S. 98). Studien zeigen, dass Empathie sowie eine patientenorientierte Fragetechnik, Körpersprache, Aufklärung, eine freundliche Art und Humor wesentlich zum Therapieerfolg beitragen. Eine Studie, die an 700 Probanden durchgeführt wurde, legt dar, dass neben den messbaren physischen Veränderungen, wie Linderung der Schmerzen sowie einer Bewegungserweiterung, vor allem die psychosozialen Aspekte, die Atmosphäre und die Empathiefähigkeit zum Therapieerfolg beitragen (Dehn-Hindenberg, 2008, S.700).

Eine weitere bundesweite Studie an Patienten erforschte, dass Empathie und Kommunikation bedeutsamer sind als therapeutische Maßnahmen, Übungen und die daraus resultierende Wirkung (Elzer, 2009, S.29). Im Fokus jeder Anamnese steht das Erfassen des individuellen Problems, die Patientenbedürfnisse und das weitere Vorgehen verständlich zu erläutern. Diese Ergebnisse leiten dazu über, dass der Kompetenzbegriff eines Physiotherapeuten um die psychosozialen und kommunikativen Fähigkeiten zu erweitern ist. Damit diese Forderung auch erfüllt werden kann, gilt es in der Ausbildung, Physiotherapieschüler zu schulen, um Kompetenzen im Umgang mit Patienten, Angehörigen und weiteren Fachberufen zu erlernen. Nur wenn die individuellen Bedürfnisse herausgefiltert wurden, kann ein individueller Behandlungsplan ausgearbeitet werden, mit wirksamen Übungen, nötigen Informationen und möglicher Aufklärung, die relevant für die Linderung der Beschwerden und Schmerzen des Patienten sind.

Wie und ob diese Ausbildung der Kompetenzen geschieht und welche Gesprächstechniken dafür von Bedeutung sind, legt die Arbeit im Folgenden dar.

2. Methode

Die vorliegende Arbeit ist eine Literaturarbeit, die anhand systematischer Literaturrecherche durchgeführt wurde.

Für die Literatursuche wurden die folgenden Schlagwörter „Kommunikation in der Physiotherapie", „Kommunikation in der Medizin" und „Kommunikative Kompetenzen in der Physiotherapie" eingegeben. Dabei wurde in der Datenbank der Universitätsbibliothek Freiburg, der Pädagogischen Hochschule, sowie der Caritas recherchiert. Bei der Literatursuche zeigte sich, dass das Thema Kommunikation in der Medizin und Pflege schon viel diskutiert und erforscht wurde, jedoch es bisher wenige Studien in der Physiotherapie gibt.

In den Datenbanken pubmed und pedro wurden die folgenden Schlagwörter „communication skills", „communication physiotherapy" eingegeben.

3. Ergebnisse

„Alles, was wir tun und auch nicht tun, ist Kommunikation" (Elzer, in Kolster, 2017, S.20) Kommunikation ist immer ein zwischenmenschlicher Prozess der Verständigung von Personen, die in einer Beziehung miteinander stehen. Im Kontext der Physiotherapie begegnen sich Patient und Therapeut in festgelegten Rollen und legen sich dabei auf eine zeitlich und räumlich vereinbarte Beziehung fest. Geprägt wird Kommunikation außerdem von gesellschaftlich festgelegten Zeichen, die für einen Dialog verwendet werden. Neben der verbalen Ebene hat jede Interaktion nonverbale Teile, wie auch bewusste und unbewusste Ebenen. Therapeut und Patient kommunizieren auf einer verbalen Ebene sowie einer nonverbalen Ebene dem Ausdruck, der Körperhaltung und gesamten Körpersprache. Kommunikation verfolgt meistens ein Motiv, oder ist mit der Intention verbunden, etwas zu beeinflussen oder zu erreichen. Ein Therapeut hat das Interesse einer gemeinsamen Zielfindung und richtet daher seine Kommunikation danach aus, diese Intention zu erfüllen.

Die Folgenden Kapitel zeigen auf welche Anforderungen für die Ausbildung der kommunikativen Kompetenzen erfüllen sind, was hinter dem Begriff der kommunikativen Kompetenzen sich verbirgt und auf welche Weise diese Kompetenzen vermittelt werden können. Des Weiteren zeigen Sie auf wie gut angehende Physiotherapeuten sich auf die Praxis fühlen.

3.1. Kommunikation in der Ausbildung

Der Weltverband der Physiotherapeuten (WCPT) hat für die Qualitätssicherung der physiotherapeutischen Ausbildung Standards für Kommunikation mit den Angehörigen und Kommunikation festgelegt (Elzner, 2009, S.30). Damit diese Standards erfüllt werden können, müssen angehende Physiotherapeuten in diesen Bereichen in ihrer Ausbildung geschult und unterrichtet werden. Ob und in welchem Maße das vorhanden ist und welche Gesprächstechniken für die Kommunikation im Berufsalltag hilfreich sind, wird in den folgenden Kapiteln dargelegt (Elzner, 2009, S.30).

3.2. Studie zu kommunikativen Fähigkeiten in der Ausbildung

Im Folgenden wird aufgezeigt, wie und ob die Vermittlung von Kommunikation in der Ausbildung eine Rolle spielt.

Elzer (2009, S.30ff) führt zwei Studien auf, die an der Hochschule Fulda und der Philills-Universität in Marburg von Studenten der Physiotherapie durchgeführt wurden. Für diese Studien wurden von den 248 Physiotherapieschulen in Deutschland 17 Schulen befragt, von denen 13 zusagten, an der Befragung teilzunehmen. Es liegt somit eine Rücklaufquote von 92,3 % vor. Da man in der Befragung sicher gehen wollte, dass die Physiotherapieschüler bereits in Kommunikation unterrichtet wurden und im Praktikum waren, um ihre erworbenen Fähigkeiten anzuwenden, wurden ausschließlich Schüler des zweiten und dritten Ausbildungsjahres befragt. Insgesamt wurden 244 Fragebögen ausgewertet. Die Auswertung zeigte, dass mehr als 90 % in Kommunikation unterrichtet wurden, 60% auch in theoretischen Fächern wie Pädagogik, Soziologie und Psychologie und nur 30% gaben an, auch in praktischen Fächern wie der Physiotherapie in der Chirurgie unterrichtet worden zu sein. Die zentrale Frage war jedoch, wie Schüler die Begriff kommunikative Kompetenz und kommunikative Fähigkeiten interpretieren. Ca. ein Drittel der Schüler nehmen Kommunikation als einen komplexen Prozess war, der zwischen Therapeut und Patient stattfindet. Hierbei steht im Mittelpunkt, den Patienten mit seinen individuellen Bedürfnissen wahrzunehmen, auf diese einzugehen und schwierige Situationen bewältigen zu können. Ungefähr ein Drittel der Schüler nimmt Kommunikation als einen zweidirektionalen Prozess war, bei dem das Verstehen des Patienten eine wichtige Rolle spielt. Ein weiteres Drittel der Schüler nimmt Kommunikation lediglich als eindirektional war, bei welcher der Therapeut sich in der Position befindet, Aufträge zu erteilen, basierend auf den erhaltenen Informationen aus der Anamnese (Elzer, 2009, S.33ff). Die Antworten der Schüler zeigen auf, wie verschieden kommunikative Kompetenzen gesehen und angewandt werden. Wichtig, so Elzer (2009), sei die Weitergabe von Theorien der Kommunikation, um diese praktisch anwenden zu können.

Mehr als 70% der Schüler gaben in der Umfrage an, dass simulierte Behandlungssituationen in Form von Rollenspielen geübt wurden, lediglich 20% hatten wenig praktische Anwendungsmöglichkeiten in der Ausbildung zur Verfügung (Elzer, 2009, S.34). Wenig zur Geltung kamen Lehrvideos und nur bei 10% fand eine Aufzeichnung der simulierten Behandlungssituationen mit Video statt. Auf die Frage, wie vorbereitet sich die Schüler auf den Berufsalltag fühlenn, antworteten sie folgendes. Die Schüler fühlen sich auf folgende Situationen gut bis sehr gut geschult. 91% nannten eine Gesprächseröffnung, 95,5% erwähnte das Anamnesegespräch, 94,3 % die individuelle

Untersuchung, 95,1 % die allgemeine Behandlung, 95,1 die Instruktion einer Bewegung, 86,9 das Beenden einer Behandlung, 76,2% Austausch mit Kollegen und nur 61,9% fühlten sich auf Konfliktgespräche gut vorbereitet. Elzer (2009, S.35) ist daher der Überzeugung, dass Konfliktgespräche vermehrt geschult werden sollten, da diese Situationen professionelle Kommunikation verlangen.

In der Befragung sollten daher die Schüler angeben, welche Modelle und Theorien sie kennen. Die Schüler gaben folgende Theorien an: Die „Allgemeine Kommunikationstheorie" wurde am häufigsten genannt, gefolgt von dem „Lerntheoretischen Ansatz", der „klientenzentrierten Beratung oder Gesprächsführung", dem „psychoanalytischen/psychodynamischen Ansatz" und der „Transaktionsanalyse". Elzer (2009, S.33) bemängelt, dass die Schüler die Namen wie Watzlawick oder Schulz von Thun in diesem Kontext nicht nannten und verdeutlichte an dieser Stelle, dass es wichtig sei, die Theorien mit den Namen in Verbindung zu bringen, um das erworbene Wissen in der Literatur nachfolgend vertiefen und ausbauen zu können. Auf eine detaillierte Ausführung beider Modelle wird abgesehen, da dies nicht der Fokus der Arbeit ist.

Im Folgenden Abschnitt wird erläutert, was der Begriff kommunikative Kompetenz beinhaltet und welche individuellen Anforderungen diese Kompetenz an Physiotherapeuten stellt.

3.3. Kommunikative Kompetenzen

Laut einer bundesweit durchgeführten Umfrage an Patienten im Kontext der Logopädie, Physiotherapie und Ergotherapie ist Empathie und Kommunikation als wichtiger erachten worden, als die Wirkung von therapeutischen Übungen (Elzer, 2009 S. 29). Wichtiger ist somit das verständliche Erklären von Maßnahmen und ebenso Filtern und Erkennen des individuellen Patientenbedürfnisses.

Die kommunikative Kompetenz eines Physiotherapeuten ergibt sich aus der Schnittmenge der vier Basiskompetenzen (Elzer, 2009, S.62ff). Was man unter den vier Basiskompetenzen versteht wird im Folgenden erläutert.

- Die Fachkompetenz beschreibt das erworbene Fachwissen, das in der Ausbildung oder dem Studium erworben wurde und das es nun in die Praxis zu transferieren gilt.
- Die Methodenkompetenz bezeichnet die Fähigkeit, das erworbene Fachwissen der jeweiligen Situation angemessen vermitteln zu können. Darüber hinaus ist es

6

von hoher Bedeutung, sich weiterzubilden und neue Impulse in seine Vermittlung von Fachwissen aufzunehmen und weitere Techniken zu erlernen.

- Sozialkompetenz: Während sich die Methoden– und Fachkompetenz umfasst, das Wissen verständlich an das Gegenüber zu präsentieren, bezieht sich die Sozialkompetenz darauf, die kulturellen, gesellschaftlichen und sozialen Gegebenheiten unseres Gesprächspartners zu erfassen. Es ist wichtig, bestehende Ängste zu entschärfen, aufzudecken und offen damit umzugehen. Im Kontext der Physiotherapie gilt es zu berücksichtigen, dass Patienten Erkrankte Personen sind, die eine professionellen Beratung und Hilfeleistung benötigen und der Therapeut dafür eine Vergütung erhält.

- Persönliche Kompetenz: Neben den aufgeführten Kompetenzen der Fach- und Methodenkompetenz ist es von hoher Bedeutung, individuelle Eigenschaften neben dem Beruf im Laufe seines Lebens zu entwickeln. Dabei spielt ebenfalls die eigene Motivation, die psychische Verfassung und Empathie eine tragende Rolle.

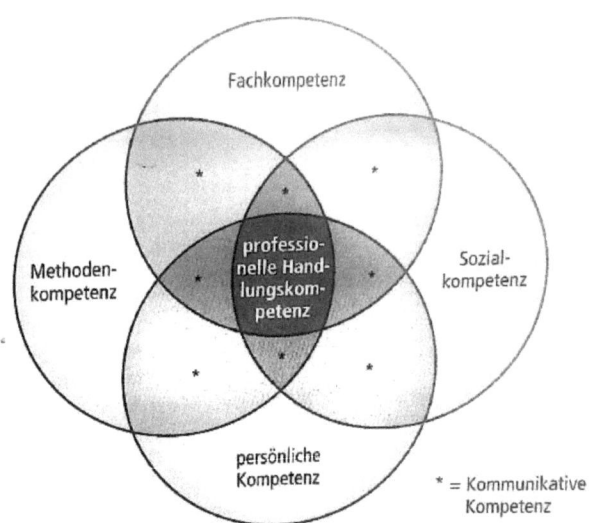

Abbildung 1 Das Modell der kommunikativen Kompetenz (Elzer, 2009)

Unter den kommunikativen Fähigkeiten wird nicht verstanden, dass jemand fähig ist, Alltagsgespräche zu führen, sondern eine professionelle Art der der Kommunikation einzunehmen, die sich auf die zugewiesenen Rolle und dem Aufgabenbereich zurückführen lässt (Elzer, 2009, S.66). Habermas (in Elzer, 2009, S.66) betont, dass kommunikative Kompetenzen das gegenseitige Verständnis zum Ziel haben, statt einer Machtausübung.

Im Weiteren werden verschieden Gesprächstechniken beleuchtet, die Strategien darstellen, Wissen zu transportieren sowie offen und verständnisvoll dem Gesprächspartner zu begegnen.

3.4. 12 Gesprächstechniken

Unter einer Technik wird im Allgemeinen ein Handwerk verstanden, das erlernbar ist. Wie durch ein Medikament kann durch die gewählte Technik eine positive, negative oder keine Reaktion hervorgerufen werden (Elzer in Kolster 2009 S. 25). Der reflektierte Umgang ist Grundlage für die professionelle Kommunikation.

Fragen sollten möglichst kurz und prägnant formuliert sein, z.B. Seit wann haben Sie die Schmerzen in der Hüfte? Sind Fragen ungenau und unklar formuliert fällt die Antwort des Patienten ebenfalls unpräzise und häufig kurz aus. Ein schlechtes Beispiel sieht wie folgt aus: „Da sie erwänt haben, sie haben Schmerzen in der Schulter, wollte ich von ihnen wissen, seit wann die Schmerzen auftreten, wie stark und wie oft und ob sie Medikamente dafür eingenommen haben." Dies wird häufig mit „Nein ich habe keine Medikamente eingenommen" beantwortet.

- Geschlossene Fragen erlauben dem Gesprächspartner nur eine Antwortmöglichkeit „nein" oder „ja". Sie werden auch als Entscheidungsfragen bezeichnet. z.B. Therapeut: „Hatten sie schon Knieprobleme?" Patient: „Nein". Es entsteht dadurch ein sogenanntes Frage-Antwort Spiel und daher sollte diese Fragetechnik sparsam verwendet werden (Elzer in Kolster, 2017, S. 27ff).
- Halboffene Fragen, sind auch unter dem Begriff der „W-Fragen" bekannt. Es werden Faktoren wer, wie, wo, was wann etc. gefragt. Auf eine Warum Frage kann der Patient häufig schwierig antworten, da er selbst nicht genügend Kenntnis über die Krankheit und deren Entstehung besitzt.
- Offene Fragen regen den Patient zum Erzählen über einen gewünschten Themenbereich an. Daher kann die Antwort des Patienten ausufern und vom Therapeut begrenzt bzw. gesteuert werden.
- Eine Wunderfrage ist besonders gut im Kontext mit Patienten anzuwenden, die in einer Art „Problemtrance" (Lippka, 2015, S.58) gefangen sind. Durch diese Fragetechnik soll die Person aus ihrer eigenen Wirklichkeit hervorgeholt werden und für einen gewissen Zeitraum in der Phantasie bleiben (Lippka, 2015, S. 25).

Eine Wunderfrage könnte sein: „was würden Sie sich kaufen, wenn Sie die 4 Millionen Euro gewinnen, die gerade im Lotto Jackpot sind?

Aktives Zuhören kennzeichnet sich dadurch, dass der Therapeut selbst verbal nichts äußert, jedoch mit seinen Sinnen aktiv dabei ist und das durch Mimik, Körpersprache und Äußerungen wie „hm" oder „Aha" zum Ausdruck bringt (Elzer in Kolster, 2017, S. 28). Diese Technik wird verwendet, wenn der Patient durch eine offene Frage zum Erzählen angeregt wird. „Erzählen Sie mir, warum Sie in meine Praxis überwiesen wurden" ist ein Beispiel zur Einleitung dieser Technik. Durch nonverbales Feedback wird dem Patient signalisiert, dass der Therapeut ihm aufmerksam zuhört, ohne ihn dabei jedoch zu unterbrechen. Des Weiteren, so Lippka (2015, S.22), geschieht Kommunikation aus dem Ohr und nicht ausschließlich aus dem Mund, daher gilt das Zuhören als eine „Königsdisziplin der systemischen Gesprächsführung" (Lipka, 2015, S.22).

Pausen und Schweigen bringen den Patient zum Reden, da unterbewusst ein Druck ausgeübt wird (Elzer in Kolster, 2017, S.28). Schweigen ist ebenfalls Kommunikation und kann auch durch Angst hervorgerufen werden. Daher ist es wichtig, dass der Therapeut das Schweigen versteht oder gegebenenfalls die Ebene der Metakommunikation wählt, durch Äußerungen wie „Sie schweigen gerade?" „Was ist der Grund dafür?"

Sondieren bezeichnet ein langsames Herantasten (Elzer, in Kolster, 2017, S. 28). Diese Technik eignet sich insbesondere bei heiklen Themen. Therapeut: „Sie hatten einen schweren Sportunfall." Auf die Frage des Therapeuten antwortet der Patient: „Ja" Schweigen. „Seitdem sitzen Sie im Rollstuhl?" „Ja." Therapeut: „Darf ich Sie fragen wie sich der Unfall ereignet hat?"

Spiegeln und Paraphrasieren: Hierbei wird dem Patient ein „verbaler Spiegel" (Elzer in Kolster, 2017, S. 28) vorgehalten. Der Therapeut gibt in umgewandelter Form hierbei den gerade erzählten Inhalt des Patienten wieder und gibt ihm zu verstehen, dass wie er ihn verstanden hat.

Konfrontieren beschreibt eine Herangehensweise, wodurch der Patient durch den Therapeuten auf ein Thema hingewiesen wird, welches er vermeiden möchte. Daher kann eine Konfrontation für einen gewissen Zeitpunkt beschämend sein, jedoch eine heilsame Wirkung haben (Elzer, in Kolster, 2017, S. 28).

Es ist wichtig, den Patienten in seinen eigenen Worten das vom Therapeuten vermittelte wiedergeben zu lassen. Somit kann der Therapeut erfahren, ob der Patient verstanden hat, was sein Auftrag beispielsweise für eine Heimübung ist. Diese Technik nennt man Auffordern zur Rückmeldung. (Elzer, in Kolster, 2017, S. 27).

Deuten beschreibt eine Methode, in der der Therapeut auf etwas hindeutet oder etwas andeutet. Patient erzählt, dass er durch die Erkrankung an einem traditionellen Familienfest, das immer mit sehr viel Stress verbunden ist, nicht wahrnehmen konnte. Der Therapeut sagt: „Eine Erkrankung kann sogar zu etwas gut sein." Der Patient sagt: „Da haben Sie vollkommen Recht. So war ich dem ganzen Trubel nicht ausgesetzt und konnte mich erholen und Zeit für mich verbringen, was sehr gut tat, trotz der bestehenden Schmerzen.

Resümieren bietet sich als Technik im Kontext der Befunderhebung an, gerade wenn Inhalte vom Patienten unsortiert präsentiert werden. Beim Resümieren wird das Erzählte des Patienten kurz vom Therapeuten zusammengefasst. Ebenfalls ist es geeignet bei der Therapieplanung, bei Beratungsgesprächen und der gemeinsamen Festlegung von Zielen. Mithilfe des Resümees wird für Therapeut und Patient das wichtigste bspw. einer Behandlung festgehalten als gemeinsamer Konsens (Elzer, 2017, S. 24).

Durch Thematisierung von nonverbalen Verhalten kann der Therapeut die Körpersprache des Patienten verbalisieren „Ihr Gesichtsausdruck signalisiert mir, dass Sie einen Schmerz empfinden" Patient: „Ja, doch das zieh ein wenig" (Elzer, 2017, S. 24).

Emotionale oder Kognitive Inhalte ansprechen. Gespräche besitzen in der Regel eine kognitive und emotionale Komponente, diese die durch Adverbien, Adjektive und an der nonverbalen Körpersprache erkennbar sind. Therapeut „Wie kam es zu dem Armbruch?" Patient: „Eigentlich war es eine total doofe Aktion an Silvester" sagt der Patient und lächelt dabei. Dabei kann der Therapeut verschiedene Richtungen einschlagen (Elzer, 2017, S. 24).

Klarifizieren wird häufig durch Zwischenfragen angewandt (Elzer, in Kolster, 2017, 27). Der Therapeut sagt: „ Jetzt bin ich verwirrt, warum genau wurde bei Ihnen diese Behandlung durchgeführt?" Dabei bittet der Therapeut den Patienten um eine genauere Erläuterung und mehr Information. Ebenfalls kann diese Technik verwendet werden, um sich unwissend zu geben (Elzer, 2017, S. 27).

Nachdem die verschiedenen Gesprächstechniken dargelegt wurden, beleuchtet das nächste Kapitel, auf welche Weisen die Kommunikationstechniken erlernt werden können.

3.5. Methoden zum Erwerb kommunikativer Kompetenzen

Findet eine gelungene Kommunikation in Unternehmen statt, bewirkt das eine Mitarbeiter- und Kundenzufriedenheit (Tewes, 2014, S. 134). Studien wiederum legen eine hohe Unzufriedenheit des medizinischen Fachpersonals dar. Da die Körpersprache 70% der Nachrichtenüberbringung ausmacht, werden im folgenden Kapitel verschiedene Art und Weisen dargelegt, wie kommunikative Kompetenzen den Studiereden nahegebracht werden können und welche Anforderungen die verschiedenen Methoden erfordern.

Eine Methode, die die reale Situation im Berufsalltag sehr gut simuliert, ist der Einsatz von Standardisierten Patienten (SP). Diese werden Mithilfe von (Laien-) Schauspieler durchgeführt, die extra für diese Tätigkeit geschult sind auf die Patientenrolle vorbereitet sind, um im Untersuchungsgespräch so realitätsnah wie möglich einen Patienten zu spielen. Die Schauspieler werden hierfür so gut wie möglich darin geschult, nonverbal wie auch in dem Dialog wie reale Patienten zu reagieren. Studien (Jürgen / Köllner, 2003 in Stieger, Antonia, S. 274) zeigen, dass Studenten diese Übungsmethode als sehr effektiv und realitätsnah wahrnehmen. Unterstützend zu dieser Methode kann das Gespräch auf Video aufgezeichnet werden, für eine anschließende Reflexion und Auswertung mit dem Studenten, so Stieger (2009, S. 274). Ein weiterer Vorteil der Aufzeichnung des Gesprächs besteht darin, dass Studenten ihr Gespräch wiederholt anschauen können und dadurch sich selbst aus einer anderen Perspektive wahrnehmen können. Dadurch nehmen sie ihnen bisher unbekannte Verhaltensweisen oder eine bestimmte Wortwahl wahr und können aufgrund dieser gewonnen Erkenntnisse ihre Gesprächsführung und ihr Auftreten dem Patienten gegenüber verbessern.

Das Rollenspiel ermöglicht den Studenten, die Rolle des Therapeuten oder Arztes wie auch des Patienten selbst zu übernehmen (Coburn – Staege, 1977 in Stieger, Antonia, 2009, S. 276). Es gibt zwei Arten des Rollenspiels.

- Bei dem offenen Rollenspiel sind die Rollen nicht explizit ausgeführt und können daher individuell ausgeführt werden.
- Bei dem geschlossenen Rollenspiel hingegen ist die Rolle des Patienten durch eine Fallgeschichte vorgeschrieben, jedoch ist die Rolle des Therapeuten frei zu gestalten.

Das Rollenspiel kann vor einer Gruppe durchgeführt werden, die anschließend Feedback gibt, jedoch ist für viele zusätzlich Stress, vor einer Gruppe eine neue Situation zu spielen zusätzlich Stress. Daher bietet sich auch hier an, die Gesprächssituation auf Video aufzuzeichnen oder als weiteren Rollenpartner einen Kommilitonen hineinzunehmen, der anschließend Feedback gibt. Studenten bemängeln bei dieser Methode, dass das Rollenspiel nicht realitätsnah nachgestellt werden kann und sich diese Methode nicht eignet für eine Optimierung der Kommunikation.

Der Einsatz von realen Patienten hingegen bringt einen hohen organisatorischen Aufwand mit sich (Stieger, Antonia, 2009, S. 277). Zusätzlich gilt, das Einverständnis der Patienten einzuholen. Die Gefahr bei dieser Methode ist, dass Patienten in ihrer Privatsphäre verletzt werden, da die angehenden Studenten unzureichend geschult sind. Des Weiteren müssen genügend Patienten zur Verfügung stehen, dass alle Studenten individuell üben können, da eine Reproduzierbarkeit nicht möglich ist.

Stieger (2009, S. 277) verdeutlicht, dass das Feedback am Ende der angewandten Methoden von hoher Bedeutung ist. Studenten erhalten dadurch die Möglichkeit, sich aus der Fremdperspektive wahrzunehmen und gewinnen dadurch einen Abstand zu sich selbst. Essenziell in der Aneignung von professioneller Kommunikation ist die Selbstreflexion, so Tewes (2014, S. 127). Verschiedene Instrumente, wie ein Supervisionsgespräch, Mitarbeitergespräche oder Teambesprechungen können hilfreich sein, die Kommunikation zu verbessern. Ebenfalls eigenen sich Videoanalysen, um sogenannte Blinde Flecke aufzudecken, die durch eine Sicht aus der Metaebene sichtbar werden. Entscheidend ist dazu, dass eine Offenheit und Bereitschaft vorhanden ist, das eigene Verhalten zu reflektieren, Feedback anzunehmen und kritische Anmerkungen zuzulassen.

4. Diskussion

Elzer (2009, S. 35) merkt kritisch an, dass angehenden Physiotherapeuten die Relevanz und Bedeutung der Kommunikation im praktischen Alltag verstärkt vermittelt werden muss. Dabei gilt anzumerken, dass bei der Kommunikationsvermittlung mehr Wert auf die praktische Ausübung gelegt werden sollte, statt eine reine Wissensvermittlung durchzuführen. Kommunikation kann wie das Erlernen von Radfahren gesehen werden (Tewes, 2014, S. 134). Die reinen Fachkenntnisse können das Fundament bilden, sie ersetzten das Üben keinesfalls. Eine weitere Schwierigkeit liege darin, dass es nicht genügend Fachkräfte gibt, die fundierte Kenntnisse im Bereich der Kommunikation mitbringen, um als geschultes Personal zu gelten, die Physiotherapeuten in der Kommunikation mit dem Patienten schulen können (Elzer, 2009, S. 35). Anleiter und Führungskräfte befinden sich konstant in einer Vorbildfunktion und ihre Kommunikation hat eine große Auswirkung auf die Kommunikation des gesamten Teams. Daher ist eine kontinuierliche Weiterentwicklung der eigenen kommunikativen Fähigkeiten grundlegend, so Tewes (2014, S. 134). Hierbei gilt zu betonen, dass eine langjährige Berufserfahrung, die Physiotherapeuten über die Jahre erwerben, nicht gleichzusetzen ist mit ebenfalls gut ausgeübter Kommunikation. „Kommunikation kann zwar jeder, professionelle Kommunikation muss aber gelernt und immer wieder reflektiert werden" (Elzer, 2017, S. 20).

Eine weitere Schwierigkeit liege darin, dass Physiotherapeuten in den Praxiseinsätzen unzureichend betreut sind und dadurch kein Feedback erhalten, um ihre kommunikativen Kompetenzen verbessern zu können. Es steht leider im Praktikum häufig das Abnehmen von Arbeit im Vordergrund, statt einer guten Ausbildung und damit vorhandenen Korrektur und Anleitung durch den zuständigen Therapeuten.

Festhalten lässt sich daher, um ein guter Physiotherapeut werden zu können, benötigt es mehr als reine Fachkompetenz. Erkannt wird dies häufig anhand der kommunikativen und den psychosozialen Kompetenzen eines Therapeuten. Therapeuten nehmen in ihrem Berufsalltag verschiedenste Rollen ein, die eines Berater, Therapeuten, Seelsorger, Trainer und Experte. Die Herausforderung liegt darin, dass Physiotherapeuten auf all diese Situationen während ihrer Ausbildung gut vorbereitet werden, um die notwendigen Techniken zu beherrschen (Elzer, 2009, S. 36).

5. Schlussfolgerung / Ausblick

Forschungen zeigen auf, dass eine Entwicklung in der Vermittlung der Kommunikativen Kompetenzen sichtbar ist. Nach wie vor besteht noch Verbesserungsbedarf in der Betreuung der Studenten im Praxiseinsatz, da in dieser Zeit das Hauptaugenmerk auf die medizinischen Techniken gelegt wird und die kommunikativen Kompetenzen in den Hintergrund geraten. Für die Zukunft der Physiotherapie ist es wichtig Praxisanleiter in Kommunikation auf der einen Seite zu schulen und andererseits darauf hinzuweisen, Praktikanten zeitnah und regelmäßig Feedback zu Gesprächssituationen zu geben. Wie bereits erwähnt, gilt es, tätige Physiotherapeuten im Bereich Kommunikation zu schulen, da die meisten eine langjährige Berufserfahrung vorweisen können, jedoch ihre Kommunikativen Kompetenzen nicht weiterentwickeln.

Ebenfalls gilt es, in der Ausbildungsstruktur Kommunikation mehr zu verankern und zu üben, da theoretische Kenntnisse zu Beginn der Ausbildung gelehrt und geübt werden, jedoch selten eine Auffrischung und Weiterentwicklung der Fähigkeiten während der Ausbildung stattfindet. Gerade nach den ersten Praxiseinsätzen, in denen die Studenten ihre ersten Erfahrungen im Anleiten und der Anamnese der Patienten gewinnen konnten, wäre es sinnvoll, bestehende Lücken zu füllen sowie Situationen, die für die Studenten schwierig waren konkret zu üben und zu vertiefen.

Literaturverzeichnis:

Elzer, M. *Kommunikative Kompetenzen in der Physiotherapie*. Lehrbuch der Theorie und Praxis verbaler und nonverbaler Interaktion. 2009; Bern: Huber

Hurrelmann, K & Baumann, E. *Handbuch Gesundheitskommunikation*. 2014; Bern: Huber

Kolster, B. C. & Gesing, V. & Heller, Anna *Handbuch Physiotherapie*. Umfassend, Aktuelle, Evidenzbasiert, Praxisnah. 2017; Berlin: KVM

Lippka, M. *Leitfaden Kommunikation im therapeutischen Alltag*. Physiotherapie, Ergotherapie, Sprachtherapie. 1. Auflage. 2015; München: Elsevier

Tewes, R. *Einfach gesagt*. Kommunikation für Physio- und Ergotherapeuten. 2014; Berlin Heidelberg: Springer

Zeitschriftenartikel:
Dehn-Hindenberg, Andrea. Patientenbedürfnisse in der Physiotherapie, Ergotherapie und Logopädie. Reihe 13 Beiträge zur Gesundheits- und Therapiewissenschaft Band 3, S. 70

Jürgen, J & Köllner, V. Integration eines Kommunikationstrainings in der klinischen Lehre. Psychother Psych Med, 53; S. 56-64

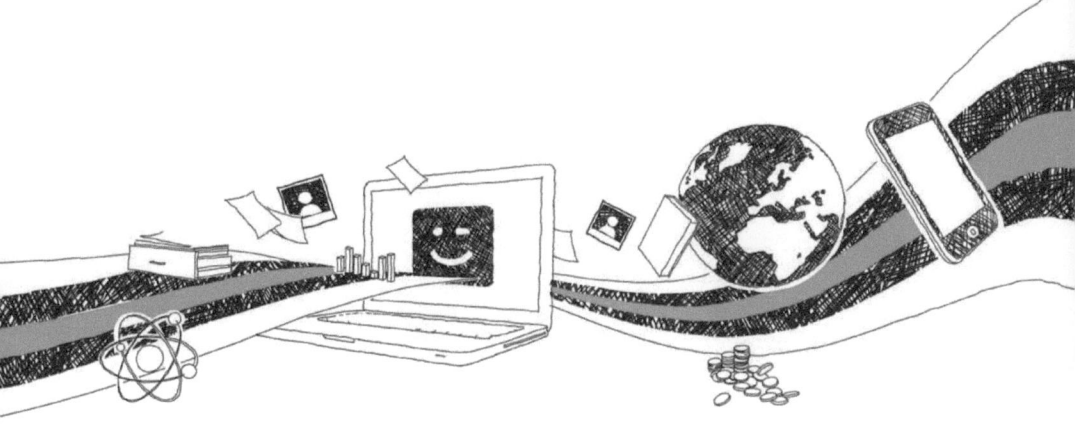
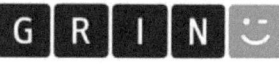